# HEPATITE

## THINGS YOU SHOULD KNOW
## (QUESTIONS ET REPONSES)

Rumi Michael Leigh

# Introduction

Je voudrais vous remercier et vous féliciter d'avoir acheté ce livre, "L'hépatite, ce que vous devriez savoir (questions et réponses)".

Ce livre vous aidera à comprendre, à réviser et à maîtriser les connaissances générales et les mots-clés de l'hépatite et son incidence sur la vie des personnes atteintes de cette maladie.

Merci encore d'avoir acheté ce livre, j'espère que vous l'apprécierez !

# Chapitre 1

1) Que signifie le mot "hepa" ?

- Hepa signifie le foie.

2) Que signifie le mot "itis" ?

- Itis signifie l'inflammation.

3) Définir l'hépatite.

- L'hépatite est l'inflammation du foie due à une infection.

4) Quel type d'infection est l'hépatite ?

- L'hépatite est une infection virale.

5) L'hépatite, pourrait-elle être fatale ?

- Oui, l'hépatite peut être fatale.

6) Quel est le plus grand organe du corps humain ?

- Le foie est le plus grand organe du corps humain.

7) Quelles sont les fonctions du foie ?

- Le foie métabolise les graisses, les glucides, les protéines. Il active les enzymes, sécrète de la bile, produit de l'albumine, excrète de la bilirubine, des médicaments, des hormones et participe également à la coagulation du sang.

8) Où est stockée la bile ?

- La bile est stockée dans la vésicule biliaire.

9) Où la bile est-elle libérée ?

- La bile est libérée dans l'intestin grêle.

10) Quelle est la fonction de la bile dans l'intestin grêle ?

- La bile aide à digérer les graisses dans l'intestin grêle.

# Chapitre 2

1) Quelles sont les unités fonctionnelles du foie ?

- Les unités fonctionnelles du foie sont les lobules hépatiques.

2) Quelle est la fonction des lobules hépatiques ?

- Les lobules hépatiques filtrent le sang.

3) Que sont les hépatocytes ?

- Les hépatocytes sont les cellules du foie.

4) Combien de lobes le foie a-t-il ?

- Le foie a deux lobes.

5) Combien de segments le foie a-t-il?

- Le foie a 8 segments.

6) Qu'est-ce que stocke le foie ?

- Le foie stocke les vitamines A, D, E, K, C, ainsi que le glycogène, le fer, etc.

7) De combien de sources le foie reçoit-il son sang?

- Le foie reçoit son apport de sang de deux sources.

8) Quelles sont les sources d'approvisionnement en sang du foie ?

- Les sources d'approvisionnement en sang du foie sont la veine porte hépatique et l'artère hépatique.

9) Quelles sont les caractéristiques de la veine porte hépatique ?

- La veine porte hépatique est pauvre en oxygène mais riche en nutriments.

10) Quelle est la fonction de l'artère hépatique ?

- L'artère hépatique fournit du sang riche en oxygène au foie.

11) Quelle est la fonction de la veine porte ?

- La veine porte transporte le sang des intestins vers le foie.

# Chapitre 3

1) Quelle est la période d'incubation ?

- La période d'incubation est la période nécessaire pour que le virus produise des symptômes après l'infection.

2) Quel type d'hépatite peut causer un carcinome hépatocellulaire en dehors de l'hépatite B ?

- Le carcinome hépatocellulaire peut également être causé par l'hépatite C.

3) Qu'est-ce que la cirrhose ?

- La cirrhose est la cicatrisation du foie.

4) Que font les tissus cicatriciels au foie ?

- Les tissus cicatriciels réduisent le flux sanguin vers le foie.

5) Quelle est l'abréviation ARN ?

- Acide ribonucléique.

6) Qu'est-ce qu'un virus à ARN ?

- Un virus à ARN est un virus qui stocke son matériel génétique sous forme d'ARN.

7) Quel est l'abréviation ADN ?

- Acide désoxyribonucléique.

8) Qu'est-ce qu'un virus à ADN ?

- Un virus à ADN est un virus dont le matériel génétique est l'ADN et le virus se réplique à l'aide d'une ADN polymérase dépendante de l'ADN.

9) Qu'est-ce que la virémie ?

- La virémie est la présence du virus dans le sang.

10) Outre l'infection virale, quelles sont les autres causes de l'hépatite ?

- Outre l'infection virale, l'hépatite peut aussi être causée par une consommation excessive d'alcool, une stéatohépatite, certains médicaments, des maladies infectieuses et des maladies auto-immunes.

# Chapitre 4

1)  Quels sont les principaux types d'hépatite virale ?

-   Les principaux types d'hépatite virale sont les types A, B, C, D, E.

2)  Que signifient A, B, C, D, E dans l'hépatite ?

-   A, B, C, D et E représentent les virus de l'hépatite.

3)  Comment l'hépatite A est-elle contractée ?

-   L'hépatite A est contractée à partir des matières fécales d'une personne infectée, de relations sexuelles non protégées et d'aliments ou d'eau contaminés.

4)  Le système immunitaire du corps peut-il lutter efficacement contre l'hépatite A ?

-   Oui, le système immunitaire du corps peut lutter efficacement contre l'hépatite A.

5)  Quelle est la période d'incubation de l'hépatite A?

-   La période d'incubation de l'hépatite A est de 30 jours.

6) Une personne peut-elle être vaccinée contre l'hépatite A ?

- Oui, une personne peut être vaccinée contre l'hépatite A.

7) Une personne qui a eu l'hépatite A sera-t-elle immunisée contre celle-ci ?

- Normalement, oui, une personne qui a eu l'hépatite A sera immunisée à vie.

8) Quel est le pourcentage de chronicité de l'hépatite A ?

- L'hépatite A n'a pas de pourcentage de chronicité.

9) Dans quels types d'endroits trouve-t-on habituellement l'hépatites A et l'hépatite E ?

- L'hépatite A et l'hépatite E se trouvent généralement dans des endroits, tels que des régions dotées de systèmes d'assainissement inadéquats ou en mauvais état.

# Chapitre 5

1) Comment l'hépatite B est-elle contractée ?

- L'hépatite B est contractée par les fluides corporels, le sang d'une personne infectée, le partage d'aiguilles, brosse à dents, et des rapports sexuels non protégés.

2) L'hépatite B peut-elle être transférée d'une mère infectée à son bébé ?

- Oui, l'hépatite B peut être transmise d'une mère infectée à son bébé.

3) Le système immunitaire peut-il lutter efficacement contre l'hépatite B ?

- Oui, le système immunitaire du corps peut lutter efficacement contre l'hépatite B.

4) Le système immunitaire peut-il lutter efficacement contre l'hépatite B chronique ?

- Cela dépend, parfois, un médicament antiviral peut être nécessaire ou une greffe du foie.

5) Quelle est la période d'incubation de l'hépatite B?

- La période d'incubation de l'hépatite B est de 90 jours.

6) Quelle hépatite a le plus faible pourcentage de chronicité ?

- L'hépatite B présente le pourcentage le plus faible de chronicité.

7) Une personne peut-elle être vaccinée contre l'hépatite B ?

- Oui, une personne peut se faire vacciner contre l'hépatite B.

8) Quelles sont les complications de l'hépatite B chronique ?

- L'hépatite B chronique entraîne des complications telles qu'un carcinome hépatocellulaire et une cirrhose.

9) Nommer un traitement antiviral commun pour l'hépatite B.

- L'interféron est un traitement antiviral courant de l'hépatite B.

# Chapitre 6

1) Quels sont les vaccins contre l'hépatite C ?

- Il n'existe actuellement aucun vaccin contre l'hépatite C.

2) Quelle est la période d'incubation de l'hépatite C?

- La période d'incubation de l'hépatite C est de 40 jours.

3) Quelle hépatite a le pourcentage le plus élevé de chronicité ?

- L'hépatite C a le pourcentage le plus élevé de chronicité.

4) Un patient atteint d'hépatite C a-t-il toujours la jaunisse ?

- Non, un patient atteint d'hépatite C n'a pas toujours la jaunisse.

5) Une personne est-elle immunisée après un traitement contre l'hépatite C ?

- Non, une personne n'est pas immunisée après un traitement contre l'hépatite C.

6) Est-il utile de traiter l'hépatite C si un patient est séropositif ?

- Oui, il est utile de traiter l'hépatite C même si un patient est séropositif, car le VIH accélère l'hépatite C en hépatite cirrhose.

7) L'hépatite C peut-elle guérir ?

- Oui, l'hépatite C peut guérir.

# Chapitre 7

1) Qu'est-ce que représente D dans l'hépatite D ?

- D représente le virus delta.

2) Dans quelle condition est-ce que l'hépatite D peut-elle être transmise ?

- Pour que l'hépatite D soit transmise, l'hépatite B doit déjà être présente.

3) Une personne peut-elle être vaccinée contre l'hépatite D ?

- Oui, une personne peut se faire vacciner contre l'hépatite D.

# Chapitre 8

1) Quelle est la période d'incubation de l'hépatite E?

- La période d'incubation de l'hépatite E est de 50 jours.

2) Quelle est la similitude entre l'hépatite E et l'hépatite A ?

- L'hépatite E et l'hépatite A se transmettent de la même manière.

# Chapitre 9

1) Quelles sont les trois phases et caractéristiques cliniques de l'hépatite ?

- Les trois phases et caractéristiques cliniques de l'hépatite sont la phase prodromique, la phase ictérique et la phase de convalescence.

2) Quels sont les symptômes de la phase prodromique ?

- Les symptômes de la phase prodromique sont les maux de tête, les éruptions cutanées, les nausées, la fièvre, la fatigue, les douleurs musculaires, etc.

3) Quels sont les symptômes de la phase ictérique?

- Les symptômes de la phase ictérique sont la jaunisse, l'hépatomégalie, l'urine foncée, des selles claires, etc.

4) Quels sont les symptômes de la phase de convalescence ?

- Les symptômes de la phase de convalescence sont la jaunisse, le foie retrouve sa taille normale, la couleur de l'urine et les selles reviennent à la normale.

5) Quel est un autre nom de la phase post-icterique?

-   Un autre nom de la phase post-icterique est la phase de convalescence.

# Chapitre 10

1) Qu'est-ce que l'hépatomégalie ?

- L'hépatomégalie est une hypertrophie du foie anormale due à une inflammation de l'hépatite.

2) Qu'est-ce que la stéatohépatite ?

- La stéatohépatite est l'inflammation du foie provoquée par l'accumulation de graisse dans le foie.

3) Qu'est-ce qu'une maladie hépatique aiguë ?

- Une maladie hépatique aiguë est une maladie qui dure moins de 6 mois.

4) Quels sont les symptômes de l'hépatite aiguë ?

- Les symptômes de l'hépatite aiguë sont les nausées, les vomissements, la fièvre, la jaunisse, etc.

5) Qu'est-ce qu'une maladie chronique du foie ?

- Une maladie chronique du foie est une maladie qui dure plus de 6 mois.

6) L'hépatite peut-elle provoquer une maladie du cerveau ?

- Oui, l'hépatite peut provoquer une maladie du cerveau.

7)  Qu'est-ce que l'encéphalopathie ?

-   L'encéphalopathie est une maladie du cerveau.

8)  L'hépatite peut-elle être diagnostiquée avec ses symptômes ?

-   Non, l'hépatite ne peut pas être diagnostiquée avec ses symptômes.

9)  Pourquoi l'hépatite ne peut-elle pas être diagnostiquée avec ses symptômes ?

-   L'hépatite ne peut pas être diagnostiquée avec ses symptômes car les symptômes de l'hépatite ne sont pas spécifiques.

# Chapitre 11

1) Faut-il éviter l'alcool en cas d'hépatite ?

- Oui, l'alcool doit être évité en cas d'hépatite.

2) Pourquoi faut-il éviter l'alcool en cas d'hépatite ?

- L'alcool doit être évité en cas d'hépatite, car l'alcool est toxique pour le foie et il est métabolisé par le foie.

3) Pourquoi un patient souffrant d'hépatite devrait-il suivre un régime pauvre en graisse ?

- Un patient souffrant d'hépatite doit suivre un régime pauvre en graisse, car il réduit le travail du foie.

4) Qu'est-ce que l'entérale ?

- L'entérale est ce qui est en relation avec le tractus gastro-intestinal.

5) Donner des exemples de la voie entérale dans le corps.

- L'œsophage, l'estomac, l'intestin grêle et le gros intestin sont des exemples de la voie entérale dans le corps.

6) Qu'est-ce qu'une voie parentérale ?

- Une voie parentérale est une voie qui n'est pas en relation avec le tractus gastro-intestinal.

7) Donner des exemples des voies parentérales dans le corps.

- Les exemples des voies parentérales dans le corps comprennent les voies intraveineuse, intramusculaire, sous-cutanée, intrapéritonéale et intradermique.

8) Quelles sont les fonctions de la rate ?

- La rate filtre le sang et combat les infections.

9) Qu'est-ce que la splénomégalie ?

- La splénomégalie est l'agrandissement anormal de la rate.

10) Quelle est la fonction de l'albumine ?

- L'albumine maintient la pression oncotique.

# Chapitre 12

1) Quelles sont les enzymes hépatiques importantes lors des résultats de laboratoire pour l'hépatite ?

- Les enzymes hépatiques importantes lors des résultats de laboratoires pour l'hépatite sont l'ALT et l'AST.

2) Qu'est-ce que l'ALT ?

- Alanine transaminase.

3) Qu'est-ce que l'AST ?

- Aspartate transaminase.

4) Quelle est la valeur de l'ALT normale ?

- La valeur de l'ALT normale est comprise entre 7 et 56 unités par litre.

5) Quelle est la valeur de l'AST normale ?

- La valeur de l'AST normale est de 10 à 40 unités par litre.

6) Quel est le taux de la bilirubine normal ?

- Le taux de bilirubine normal est inférieur à 1 mg / dl.

7) Comment est produit l'ammoniac ?

- L'ammoniac est produit par la dégradation des protéines.

8) Quel est le niveau d'ammoniac normal ?

- Le niveau d'ammoniac normal est compris entre 15 et 45 µ / dl.

9) L'ammoniac est-il toxique pour le corps ?

- Oui, l'ammoniac est toxique pour le corps.

10) Un taux élevé d'ammoniac est-il un signe d'hépatite ?

- Oui, un taux élevé d'ammoniac est un signe d'hépatite.

11) Comment corriger un taux élevé d'ammoniac chez un patient ?

- Un niveau élevé d'ammoniac chez un patient peut être corrigé à l'aide de lactulose.

12) Comment le corps est-il protégé de l'ammoniac ?

- Le foie convertit l'ammoniac en urée qui est ensuite éliminée par l'urine.

13) Quels sont les signes et les symptômes chez un patient présentant un taux élevé d'ammoniac ?

- Les signes et les symptômes chez un patient présentant un taux élevé d'ammoniac sont une confusion, un changement d'état mental, etc.

# Conclusion

Merci encore d'avoir acheté ce livre. J'espère que cela vous a aidé dans votre cheminement pour comprendre l'hépatite et son impact sur les personnes autour de vous qui en souffrent.

S'il vous plaît, si vous avez apprécié ce livre, j'aimerais que vous laissiez un commentaire. Ce serait apprécié.

Je vous remercie.

www.ingramcontent.com/pod-product-compliance
Lightning Source LLC
Chambersburg PA
CBHW051144250726
48655CB00007B/3233